EXAMEN CRITIQUE

D'UN MOYEN EXCITANT

MIS EN USAGE

CONTRE LA FIÈVRE TYPHOÏDE,

A AIGUILLON ET A MONTLUC,

ET DANS D'AUTRES PARTIES DU DÉPARTEMENT

DE LOT-ET-GARONNE ;

SUIVI DE QUELQUES CONSIDÉRATIONS , SUR LA NÉCESSITÉ DES CONSULTATIONS,

DANS LES MALADIES GRAVES ;

PAR

JULES-L. CONTÉ,

ÉLÈVE DE LISFRANC,

DOCTEUR EN MÉDECINE DE LA FACULTÉ DE PARIS,

Ancien Élève interne des Hôpitaux et Hospices civils de Paris, Médecin

de la Prison & de l'Hôpital d'Aiguillon.

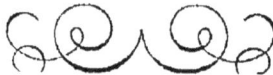

AGEN

IMPRIMERIE DE PROSPER NOUBEL.

1853.

A

MONSIEUR BOUILLAUD,

Professeur à la Faculté de Médecine, Membre de l'Académie Impériale de Médecine,

MÉDECIN CONSULTANT DE L'EMPEREUR,

Officier de la Légion-d'Honneur, Médecin de l'Hôpital de la Charité, etc, etc.

ILLUSTRE MAITRE,

Il y a bientôt trente ans que vous avez écrit le *Traité clinique et expérimental des fièvres dites essentielles.* Quoique votre nom ne fût accompagné encore que du titre modeste d'ancien interne des hôpitaux de Paris, ce livre n'en contient pas moins de grandes données thérapeutiques, que les recherches pathologiques les plus récentes et les plus remarquables sur la fièvre qui porte aujourd'hui le nom de typhoïde, n'ont fait que cimenter de l'autorité d'un plus grand nombre d'observateurs. Vous vous êtes écrié alors, en parlant de l'usage des médicaments excitants et stimulants dans le traitement de cette maladie : « Ceux-ci méritent, sous tous les rapports, la *juste pros-* « *cription* à laquelle le fondateur de la nouvelle doctrine

« pyrétologique les a pour jamais condamnés. » Les écrits et les faits publiés depuis par MM. Littré, Andral, Louis, etc., confirment en tous points cette manière de voir, comme je le démontre dans l'opuscule que vous avez sous les yeux, en rapprochant entre eux les travaux de ces médecins. Certes, il était difficile de penser, qu'après cette unanimité, parmi des hommes aussi éminents, on fût tenté d'employer encore ces médicaments et d'une manière générale contre la fièvre typhoïde. Eh bien ! cette incroyable pratique s'exerce tous les jours dans notre pays, et c'est pour la combattre, que je me recueille en invoquant votre nom et celui de vos illustres collègues, comme des chrétiens fervents invoquent des noms saints, quand ils vont loin de nous, combattre des coutumes barbares. Du reste, ceux dont je blâme la thérapeutique, n'ont jamais vu les premiers rayons du soleil à travers les vitraux de la Charité et des autres hôpitaux de Paris.

Un jour bien solennel pour moi, afin de faire connaître une utile vérité, vous avez bien voulu que votre nom fût imprimé sur la même page que le mien ; daignez permettre que je l'inscrive encore aujourd'hui en tête de ces lignes, pour m'aider à dissiper une funeste erreur.

Votre indigne disciple,

J. CONTÉ, *d. m. p.*

EXAMEN CRITIQUE

D'UN MOYEN EXCITANT MIS EN USAGE

CONTRE LA FIÈVRE TYPHOÏDE,

A AIGUILLON ET A MONTLUC,

ET

DANS D'AUTRES PARTIES DU DÉPARTEMENT DE LOT - ET - GARONNE; — SUIVI DE QUELQUES CONSIDÉRATIONS, SUR LA NÉCESSITÉ DES CONSULTATIONS, DANS LES MALADIES GRAVES.

« Cependant il est peu de ces fièvres nerveuses (ou
« *Typhoïdes*), qui traitées par la méthode stimu-
« lante, ne se terminent par la mort. »

(GIANNINI , de la nature des fièvres et de la meilleure manière de
les traiter, tom. I, page 348. — Traduction du Baron HEURTELOUP,
premier Chirurgien des Armées , l'un des Inspecteurs-Généraux
du service de santé ; Paris 1808).

Le passage suivant écrit par *Jean* SIMS , auteur d'un
ouvrage sur les Maladies épidémiques, nous a toujours paru plein de bon sens. « Un Praticien qui
n'observe que les maladies soumises à son propre
traitement est aussi dangereux que celui qui ne lit
qu'un livre ou qui s'attache qu'à un système. . . . »

(ANDRAL , *Clinique médicale* ou *Choix d'observations recueillies à l'Hôpital de la Charité*, pag. 619,
art. *Fièvre typhoïde* , tom. III, 2ᵉ *édition*).

S'il est une branche des connaissances humaines,
digne des méditations de l'homme de l'art, c'est à coup
sûr la question des fièvres typhoïdes. Depuis longtemps, en effet, sous des noms différents, tels que
fièvres malignes, putrides, nerveuses, adynamiques

ataxiques, dothinenterie, fièvre entéro-mesentérique,
etc., ces maladies ont été le sujet de savantes recherches de la part des médecins. Parmi cette pléïade
d'observateurs philanthropes, qui par leurs écrits, ont
élevé un temple à la pyrétologie, je citerai avec or-
gueil les hommes de l'Ecole de Paris; je n'oublierai
pas notre savant compatriote M. Serres qui a pris sur
cette question une si belle part à ses travaux. Oui,
l'Ecole de Paris, par le nombre et la profondeur de
ses observations, a fixé l'attention des médecins du
monde civilisé sur la nature et le traitement de la maladie extrêmement complexe, connue aujourd'hui
généralement sous le nom de fièvre typhoïde. Nous ne
nous occuperons pas ici de l'histoire naturelle de cette
maladie; son traitement seul, et surtout celui qui a
lieu par un médicament stimulant, le sulfate de quinine, va faire l'objet de notre examen.

Je crois qu'Aiguillon aura un jour son genre de cé-
lébrité, pour la persévérance avec laquelle on y a
employé ce médicament excitant contre cette fièvre
continue; et à ce sujet mais pour d'autres motifs, je
pourrai, en parlant de mon pays, m'écrier comme ce
médecin romain : *scribo in Româ et in aere romano.*
Mais cessons de mettre les petites choses à côté des
grandes, et ayons l'espoir d'être utile aux praticiens et
aux malades, en cherchant à découvrir la vérité sur
une expérimentation qui jusqu'ici paraît funeste.

La tâche que je m'impose est ingrate, je ne m'en

dissimule pas les difficultés ; je sais qu'il est pénible
de fouiller dans la pratique des autres ; mais il n'a pas
dépendu de moi, que la question si importante et si
immense , sur laquelle je cherche à soulever aujour-
d'hui la discussion scientifique , ne soit traitée au lit
des malades, ainsi que nous devrions le faire souvent
autant par intérêt pour l'humanité que pour l'accrois-
sement de nos connaissances respectives.

Nous espérons prouver : 1° que la tradition la plus
reculée , proteste par sa thérapeutique contre l'usage
d'un médicament excitant dans le traitement des fièvres ; 2° que la connaissance de l'action du sulfate de
quinine, qui est un excitant de premier ordre, doit être
théoriquement un obstacle à son emploi dans la fièvre
typhoïde ; et 3° enfin que la pratique corrobore notre
opinion d'une manière irréfutable et terrible.

Le mot fièvre veut dire feu ; aussi , les Anciens eu-
rent-ils garde de donner des excitants dans cette maladie. Galien faisait boire beaucoup d'eau à ses malades ; Avicenne prescrit l'eau froide en boisson et en
bains dans les fièvres putrides ; Celse , bien avant lui,
employait le même régime dans les fièvres chaudes.
Plutarque , dans la vie d'Antoine parle aussi du traitement des fièvres par l'eau , d'après le médecin Phi-
lotas. Telle était, dit le savant annotateur de Giannini,
auquel nous empruntons une partie de ces citations ,
« telle était l'opinion que l'on avait dans l'antiquité

« sur l'usage de l'eau froide dans certaines fièvres, que
« pendant longtemps on n'en eut point d'autre. »

Cet auteur nous enseigne encore que vers 1729,
Nicolas Cirillo, professeur de médecine à Naples,
publia une dissertation sur l'usage de l'eau glacée dans
les fièvres, et il nous assure que ce médecin arracha
par ce moyen un bon nombre de malades à une mort
imminente. Ce régime est connu à Naples sous le
nom de régime aqueux ; on en fait appliquer sur la
tête des fébricitants affectés de délire dans les fièvres
malignes et mortelles de toute espèce (*sic*).

Savary raconte que les habitants de la Haute-
Egypte boivent beaucoup d'eau et se baignent dans le
Nil pour se guérir de la fièvre chaude ; Desgenettes,
dans son *Histoire médicale de l'armée d'Orient*, nous
confirme la même chose.

Voilà implicitement, si je ne me trompe, un aperçu
historique en opposition avec la médication excitante,
dans les fièvres récemment nommées typhoïdes, et
par conséquent avec l'excitant sulfate quinique employé comme méthode générale à Aiguillon et à
Montluc.

On pourra nous objecter, qu'en médecine, l'histoire n'est pas toujours une autorité bien respectable,
puisque des remèdes qui, au dire des Anciens, étaient
doués de propriétés merveilleuses n'en ont plus au-
cune aujourd'hui. Nous nous inclinons à l'avance, et

nous répondons que, si les faits nouveaux sont en harmonie avec ceux qu'ont observé nos devanciers, ils acquièrent bien plus de valeur, ils deviennent de véritables faits accomplis.

Essayons de mettre en regard les symptômes les plus constants et les plus graves de la fièvre typhoïde, avec ceux que l'on observe chez les individus auxquels on administre du sulfate de quinine pour d'autres maladies ; et nous verrons si l'analogie symptomatologique de la maladie et du remède ne doit pas rendre très circonspect dans son emploi, ou même le faire bannir du traitement de l'affection qui nous occupe.

Les phénomènes morbides les plus graves de la fièvre typhoïde sont manifestement ceux qui se passent dans le systême nerveux et dans le canal intestinal. Le délire est un des plus constants ; M. Louis l'a observé d'abord trente-quatre fois sur quarante-six sujets ; puis trente-neuf fois sur quarante-six malades. Il suffit d'avoir habité les hôpitaux de Paris, comme nous l'avons fait, pour se convaincre de cette grande vérité fortifiée encore par tous les anatomo-pathologistes, qui ont observé à l'ouverture des cadavres une foule de désorganisations et d'inflammations cérébrales, chose dont nous avons été témoin nous-même soit à l'hôpital Notre-Dame de la Pitié, soit à la Charité, soit à l'hôpital Beaujon.

Les symptômes de la lésion fonctionnelle du cerveau sont si fréquents, que quelques médecins, un peu exclusifs il est vrai, vont jusqu'à ne voir dans la forme ataxique de la fièvre typhoïde, qu'une meningite ou une encephalite, maladies vulgairement connues sous le nom de fièvres cérébrales ; de ce nombre, sont Marcus, Rasori, Clutterbuch et Georget (*Boisseau, Pyretologie*). Pinel, l'illustre auteur de la *Nosographie philosophique*, a trouvé après la mort des typhoïdes, des épanchements séreux dans les sinus latéraux du cerveau ; d'autrefois, des inflammations de ses enveloppes. « Si j'en juge, dit M. Bois-
« seau (ouvrage cité), d'après les médecins qui ont
« cherché avec soin le siége de ces fièvres et d'après
« mes propres remarques, *dans le plus grand nombre*
« *des cas*, on trouve des inflammations des méninges
« et du cerveau ; le plus ordinairement, elles sont
« accompagnées de traces d'inflammation dans le
« tube digestif. » Plus loin, ce même auteur ajoute :
il faut combattre la disposition que l'on observe chez quelques sujets, aux irritations cérébrales. MM. Lallemand, Deslandes, Martinet ont fait de semblables observations. M. le professeur Bouillaud, dans son *Traité clinique et expérimental des fièvres dites essentielles*, livre qui est dans les mains de tous les jeunes praticiens, soutient des doctrines analogues avec cette perspicacité et ce tact qui distinguent ce maître de clinique exacte. Un professeur non moins recom-

mandable, M. Andral, dit positivement, dans sa clinique de l'hôpital de la Charité, qu'il est peu d'organes chez les individus atteints de fièvres continues,
qui présentent plus de désordres fonctionnels que les
centres nerveux.

Loin de moi la pensée qu'il est toujours possible
de retrouver sur le cadavre les preuves des désordres
vitaux. Dans cette maladie moins que dans toute
autre, cette prétention de l'école anatomique pure
pourrait être soutenue. Il est, cependant, un état
anatomique du cerveau, extrêmement fréquent, que
l'on pourrait comparer à celui que le baron Richerand
considère comme un état inflammatoire naissant et qui,
suivant ce physiologiste, aurait de la ressemblance
avec l'érection. Cet état qui se rencontre chez les
typhoïdes ataxiques, morts avant qu'il se soit mani-
festé une inflammation franche, et qui consiste en
une augmentation de consistance cérébrale, a été fort
bien remarqué par Pinel, par Broussais, par Lher-
minier et par M. Bouillaud qui nous la décrit avec
détail. M. Gaudet a soutenu une thèse à la faculté de
Paris sur l'endurcissement de l'encéphale considéré
comme l'une des causes des fièvres dites ataxiques.
(*Voir* BOUILLAUD, *ouvrage cité.*)

Si les lésions fonctionnelles et matérielles du cerveau sont si fréquentes, on sait que celles du tube digestif ne le sont pas moins, puisque c'est pour ainsi
dire sur leur constance et leur gravité que se sont fon-

dés **MM**. Petit et Serres, pour donner au cortége des maladies qui nous occupe, le nom de fièvre entéro-mésentérique; **M**. Forget le nom d'entérique follicu-leuse; **M**. Andral celui d'entérite typhoïde; **M**. Bre-tonneau de dothinenterie, et mieux, suivant un hellé-niste qui s'y connaît, **M**. Littré, le nom de dothiénen-terie; et **M**. Louis celui plus généralement adopté de fièvre typhoïde; parce que ces lésions ont de la res-semblance avec celles du typhus et ont toutes pour principes des ulcérations intestinales et des engorge-ments des glandes mésentériques.

Comparons les désordres dont nous venons de parler, avec ceux que produit le sulfate de quinine sur l'homme. Nous avons dit tout-à-l'heure qu'ils avaient la plus grande analogie. En effet, le sulfate de quinine produit chez quelques personnes du délire, de la sur-dité surtout, et ce symptôme est fréquent dans la fièvre typhoïde. Les personnes nerveuses le supportent si mal, que nous en avons vu chez qui, à des doses or-dinaires, il produisait une vive irritation du cerveau, des douleurs, des éblouissements et des vertiges tels qu'elles ne pouvaient rester assises sur leur lit. Les femmes et les jeunes gens doués d'un tempérament sanguin ou nerveux, ceux qui ont une constitution sèche, sont quelquefois vivement impressionnés par des doses assez faibles de sulfate de quinine. Or, c'est justement dans ces constitutions et dans le sexe fémi-nin que dominent ces formes de la fièvre typhoïde que l'on nomme inflammatoires et ataxiques, et qui, au dire de beaucoup de praticiens, sont exaspérées par un remède irritant ou excitant comme celui dont nous parlons, par exemple, et qui est employé comme une panacée chez les malades d'Aiguillon et de Montluc.

Le sulfate de quinine ne borne pas là son excitation cérébrale; il est des personnes qui sont devenues folles momentanément après son emploi ; il en est d'autres chez lesquelles la surdité a persisté plusieurs années.

Or, si ces faits sont vrais, et qui oserait les contredire ! Il est donc absurde en pharmacologie de vouloir combattre l'irritation nerveuse et cérébrale de la maladie, par un remède irritant lui-même le système nerveux et le cerveau. C'est vouloir éteindre le feu avec l'alcool, c'est vouloir faire de la médecine substitutive sur une trop grande échelle de symptômes. Rappelons-nous cette parole du divin vieillard : *Judicium difficile, experimentum periculosum.* (HIPPOCRATE.)

Pour ce qui est de l'action irritante du sulfate de quinine sur la membrane interne des intestins et de l'estomac, le vomissement et la diarrhée qu'il occasionne chez quelques sujets en sont une preuve manifeste. Cette action est si énergique, qu'appliqué à la dose de 10 grains seulement, sur la peau dénudée de l'épiderme, il a produit une véritable escarre, comme l'aurait fait un caustique, la pierre infernale par exemple. Mais notre parole ne suffit pas pour affirmer cette action du sulfate de quinine sur le corps de l'homme ; nous nous empressons de la rehausser de l'autorité de MM. Bretonneau, Trousseau et Ménière.

Que l'on juge maintenant comment doit agir ce médicament sur les entrailles des pauvres typhoïdes enflammées d'une telle manière que l'ulcération existe presque toujours ; et par suite, mais plus rarement, l'hémorragie, la gangrène, la perforation et la mort !

Quelle est donc l'erreur ou l'oubli du médecin qui, au mépris de l'histoire, au mépris des autorités médicales les plus respectables, et des notions les plus élémentaires de la thérapeutique, a le triste courage de continuer dans toutes les fièvres typhoïdes une médication aussi irritante ? Nous ne pouvons penser que ce soit par ignorance des principes que nous venons d'esquisser ; ils ont cours forcé pour ainsi dire dans la science depuis plus de vingt ans. Quels sont donc les motifs scientifiques qui ont pu dicter un pareil traitement ? Je fais des vœux pour que, dans une réponse que je sollicite, on veuille bien m'en instruire au plus tôt. La thèse que je soutiens touche de près aux intérêts que la société m'a confiés. Je jure sur le livre d'Hippocrate que tant qu'il restera en moi un degré de chaleur vitale, et à ma faible plume une goutte d'encre, je les consacrerai à combattre les doctrines médicales funestes qui sévissent sur le pays que j'habite, et je croirai ainsi bien mériter de mes concitoyens !

Arrivons aux faits pratiques tels qu'ils se sont passés à Aiguillon et à Montluc. Ceux-là sont véritablement instructifs ; car, comme le disait le régénérateur de la médecine opératoire, dont je fus longtemps le disciple et l'ami, *les revers instruisent autant que les succès.* (LISFRANC ; *Clinique de la Pitié.*)

Il m'en coûte de fouiller dans les cendres des morts ; il m'en coûte de chercher mes preuves dans le dernier asile, de l'incurabilité de nos maux ; dans ce champ hélas, trop souvent accusateur de l'insuffisance de notre art ! Il faut le sentiment religieux du devoir et de la science, pour se résigner à chercher la vérité au milieu de lugubres dépouilles ! C'est notre triste destinée à nous médecins du corps, pour faire servir le passé de l'humanité au bien de son avenir, de suivre cette légende d'une Ecole d'anatomie : *Hìc mors docet tueri vitam.*

Nous savons que neuf personnes jeunes encore ont succombé à la fièvre typhoïde, ou, si l'on veut, à une fièvre continue avec ou sans délire, qui n'a jamais duré moins de huit jours ; nous savons aussi qu'on leur a donné plusieurs fois du sulfate de quinine dans le courant de leur maladie ; ce remède est celui qu'emploie généralement le médecin qui les a traités. Les personnes, du reste, qui ont été atteintes de cette maladie et qui ont survécu, disent qu'elles en ont pris ; à une d'entre elles, on en a donné assez, pour qu'elle restât sourde quelque temps après sa guérison. Les neuf personnes qui sont mortes depuis le milieu de 1850 jusqu'à la fin de 1852 ne sont peut-être pas les seules. Nous espérons que l'on voudra bien nous donner quelques détails là-dessus ; et si, malgré les précautions que nous avons prises, on nous démontre que nous avons commis quelque erreur, nous serons heureux de la réparer.

Si l'on compare cette mortalité avec ce qui se passe dans les hôpitaux de Paris et de Boston, que nous donnons plus bas, on verra que pour qu'elle fût la même ici que dans ces établissements, il faudrait que le médecin dont nous parlons ait eu à traiter un plus grand nombre de fièvres qu'il n'en a existé réellement : nous exerçons dans la même localité, et le nom de fièvre typhoïde que l'on ne tait pas, au contraire, est assez terrible dans nos contrées pour que les habitants d'Aiguillon et de Montluc puissent, en rappelant leurs souvenirs, se convaincre de ce que j'avance. Pour moi, j'en ai eu depuis ce temps-là un nombre peu considérable, si je le compare à celui qu'a dû avoir mon collègue, si la proportion de ceux qui lui sont morts est en rapport avec ce qui se passe à Paris avec les bonnes méthodes de traitement.

J'ai recueilli dans quelques auteurs que j'ai sous la main, les chiffres qui établissent le rapport de la mortalité et des guérisons de la fièvre typhoïde traitée par les médications les plus employées dans les hôpitaux de Paris. J'y ai joint deux relevés semblables, pris dans les hôpitaux de Boston, mais dans ceux-ci, le genre de médication n'est pas indiqué. Ils auront néanmoins leur utilité pour nous donner une idée générale de la mortalité de cette maladie dans ce pays. On verra qu'elle ne diffère pas beaucoup de ce qui se passe à Paris. On sait que la médication excitante n'est plus employée dans cette dernière ville d'une manière générale ; et que si elle l'a été, le nombre des insuccès a dû y faire renoncer depuis longtemps.

Quelles que soient les objections que l'on puisse faire à la méthode numérique en médecine, et il y en a qui sont fondées, il n'en existe pas moins cette vérité brute, que l'on ne peut refuter péremptoirement des chiffres que par des chiffres, et que quoique on fasse, en général, les plus forts l'emportent toujours sur les plus faibles. Mais de quelque façon qu'on les interroge, ils ne sont pas de nature à nous faire estimer la méthode excitante. Le seul relevé que nous ayons pu nous procurer sur elle, est pris dans la clinique de feu M. L'Herminier, médecin de l'hôpital de la Charité. Il a été recueilli par M. le professeur Andral, il y a plus de vingt ans, et nous pensons qu'il a dû servir de texte à tous les anathêmes qui ont été lancés par l'Ecole de Paris, contre la méthode excitante dans la maladie qui nous occupe. Le nombre des morts y est dans une proportion vraiment alarmante, et infiniment plus considérable que dans les autres méthodes, comme on va le voir. Sur 40 individus traités par les

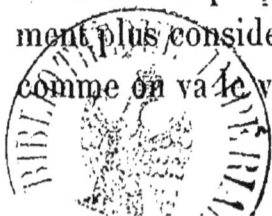

toniques et les excitants , il y en a vingt-six chez qui
la maladie s'aggrave pendant l'usage de ces médicaments et se termine d'une manière funeste (Andral ,
pag. 654). Tandis que par les purgatifs , il n'y a que
trois morts sur trente-deux malades , à l'hôpital de la
Pitié , chez M. Louis ; tandis que la mortalité n'est
également que d'un dixième des malades chez M. de
Larroque, à l'hôpital Necker, par le même traitement.
Puis, de dix-neuf sur cent trente-quatre malades traités
à l'Hôtel-Dieu par M. Piedagnel , auquel M. Louis
reproche de n'avoir pas employé les purgatifs comme
le veut M. de Larroque , le prôneur de ce système ;
puis encore, de douze morts sur cent malades traités
par M. Louis à l'hôpital de la Pitié , par une méthode
qui consiste à saigner deux fois les malades dans les
premiers jours de la maladie , de manière à leur faire
perdre de 450 à 700 grammes de sang, et à leur donner une bouteille d'eau de Seltz par jour , deux pots
de solution de sirop de groseille; plus des demi lave-
ments d'eau de chaux et quelques préparations d'opium
suivant qu'il y avait trop de météorisme ou de l'in-
somnie (*Recherches sur la fièvre typhoïde par Louis* ,
pag. 425 , *tom.* 2); tandis qu'elle est de un mort sur
vingt malades , par la méthode expectante à l'Hôtel-
Dieu , chez M. Piedagnel, une seconde fois , comme
le rapporte Dance ; de vingt-deux morts sur cent
soixante-dix malades , par les saignées à l'hôpital de
là Charité , chez M. Bouillaud ; une autrefois, de trois

morts sur cinquante malades chez le même professeur, dans le même hôpital, par le même système.

En présence de ces résultats si heureux comparativement au premier, je me demande par quelle malheureuse fatalité, par quelle ignorance plus malheureuse encore des bons effets de ces diverses méthodes, choisit-on celle qui compte le plus d'insuccès. Et puisque elles ont réussi à Paris dans les hôpitaux, pourquoi ne réussiraient-elles pas chez nous? Est-ce que l'air de l'Hôtel-Dieu de la capitale est plus sain que celui d'une petite ville ou d'un village situés sur une éminence au confluent du Lot et de la Garonne, et où, grâce à Dieu, nous n'avons pas vu la fièvre typhoïde épidémique? Certes, nous nous attendons à des objections aussi peu fondées, et nous émettons comme proposition, *qu'avec une bonne méthode de traitement, la proportion de la mortalité doit être moindre à Aiguillon et à Montluc que dans les hôpitaux de Paris ; mais que ce doit être le contraire, si à Paris on emploie une méthode bonne, et à Aiguillon une mauvaise.*

Pour compléter, autant qu'il est en nous, cette statistique de mortalité dans la fièvre typhoïde, nous y joignons deux documents recueillis dans les hôpitaux de Boston, sans savoir toutefois quel genre de médication on y a employé : mais le chiffre des morts est assez faible pour que nous n'ayons pas à craindre que, dans cette partie de l'Amérique, les excitants soient plus en honneur qu'à Paris. Nous trouvons en

effet dans un relevé publié en 1838, par le docteur
Jackson, que sur trois cent trois cas d'affection typhoïde, la mortalité a été de un sur 7/₂₄₄, et sur
197 cas relevés par le docteur Enock Hale, 22 sont
morts ou un sur huit et demi. (BOSTON, 1839 ; *Pré-
face de l'ouvrage de Louis.*)

Afin de pouvoir facilement me faire une idée exacte
des résultats des divers traitements que je rapporte
dans ce mémoire, j'ai dressé pour mon instruction le
tableau suivant que je transcris ici ; il comprend plus
de mille malades.

Nombre des malades.	Nombre des morts.	NOM de l'Hopital.	NOM du Médecin.	NATURE de la médication employée.	Moyenne de la mortalité.	
40	26	Charité...	L'Herminier..	Toniques et excitants	les $3/4$	Médication employée à Aiguillon et à Monluc.
31	3	Pitié.....	Louis.......	Purgatifs.,....	$1/10$	
100	12	Pitié......	Louis.......	Médion variée.	$1/8$	
30	3	Necker...	de Larroque..	Purgatifs......	$1/10$	
134	19	H. Dieu...	Piedagnel....	Purgatif modifié	$1/7$ $1/19$	
20	1	H. Dieu...	Piedagnel....	M. expectante..	$1/20$	
170	22	Charité...	Bouillaud....	Saignées.......	$1/8$	
50	3	Charité....	Bonillaud....	Saignées......	$1/16$	
303	1 sur 7. 21	Boston....	Jackson.....	....	$1/7$ $1/3$	
197	22	Boston...	E. Hale.....	....	$1/8$ $1/2$	

PARIS.

BOSTON.

Ces chiffres sont extraits de MM. *Andral*, *Louis*, *Bouillaud*, *Dance*, *Gaultier de Claubry* et *Littré*.

Si neuf individus sont morts dans deux ans et demi d'une seule maladie, et dans la clientelle d'un seul médecin d'une petite ville, on se demande quelle serait

donc la proportion de la mortalité, si, dans la clien-
tèle des deux autres médecins qui desservent le
même pays, un égal nombre avait succombé atteint
de la même maladie et proportionnellement à leurs
malades. La réponse à cette question serait à la fois
difficile et triste, et nous amènerait à chercher la solution de celle-ci? Mais si, dans la seule fièvre typhoïde,
il meurt autant de monde, que sera-ce donc si vous
y joignez la mortalité des autres maladies. Cela nous
porterait à penser que, dans peu d'années, notre po-
pulation diminuerait notablement, si, dans toutes les
autres maladies, les trois médecins d'Aiguillon em-
ployaient un traitement aussi vicieux que l'est celui
que nous blâmons dans la fièvre typhoïde.

On pourrait se faire de la solution de ce problème
une idée approximative, en comparant la mortalité de
la fièvre typhoïde avec la mortalité générale dans toutes les maladies, prise pendant 10 ans, de 1804 à
1814, dans tous les hôpitaux de Paris; et qui, suivant
le baron de Gerando, est de 1 sur 7 $^{55}/_{100}^{es}$, c'est-à-
dire supérieure à celle de la fièvre typhoïde prise
isolément. Mais revenons aux médicaments excitants
et à ce qui s'est accompli à Aiguillon et à Montluc.
S'il est vrai que les mêmes causes entraînent presque
toujours les mêmes effets, nous pensons que le chiffre
9 de la mortalité de la petite ville et du village
de Lot-et-Garonne, doit avoir du rapport avec le
chiffre de 26 morts sur 40 de notre tableau, puisque,

dans les deux cas , on a employé le même genre de médicaments.

Dans une question aussi grave , il ne suffit pas d'argumenter de l'autorité de ses propres assertions, elles n'auraient pas assez de valeur pour réduire à néant des doctrines funestes. Laissons parler les maîtres de l'art ; on verra comment ils s'expliquent sur les excitants ou les stimulants , et sur les toniques qui sont aussi des excitants, mais à un degré moindre. Si leur raisonnement s'applique aux toniques, à plus forte raison, doit-il s'appliquer aux excitants. Mais , en lisant leurs ouvrages avec attention , on voit que la proscription dans laquelle ils enveloppent les toniques ne s'applique qu'aux toniques forts , et nullement aux toniques faibles, puisque l'école de Broussais les admet , mais dans des cas seulement où l'adynamie est profonde ; et comme anti-septique , pour déterger les ulcères de l'intestin des typhoïdes. La manière de penser de ces auteurs sur les médecins qui emploient généralement dans la fièvre typhoïde des remèdes excitants , comme par exemple le sulfate de quinine, nous paraît un jugement sans appel ; et nous aimons à croire qu'après leur lecture , le médecin excitant d'Aiguillon et de Montluc voudra bien ne pas l'oublier, et faire jouir à l'avenir ses malades du fruit de notre discussion , et qu'il ne pourra que nous avoir de la reconnaissance pour lui avoir montré le vice d'une doctrine qui sert mal les intérêts de l'humanité.

Voici comment s'exprime M. Littré dans le *Diction-*
naire de Médecine et des sciences accessoires à l'article Dothinentérie, page 476 : « Faire un bloc de
« toutes les fièvres typhoïdes et y appliquer *unifor-*
« *mément* une même médication : c'est se *tromper* en
« pratique.... ; mais si on emploie les toniques dans
« tous les cas et comme méthode générale, je crois
« qu'ils ont plus *d'inconvénients* que d'avantages, et
« la proportion numérique des malades sur lesquels
« ils produiront des *effets fâcheux*, l'emporte sur celle
« des malades à qui l'emploi en sera salutaire. »

On sait que M. Littré est un des hommes les plus
érudits d'Europe. Voyons ce que dit M. Andral. « Sur
« quarante individus traités par les toniques et les
« excitants, nous en trouvons *vingt-six chez qui la*
« *maladie s'aggrave* et se termine d'une manière fu-
« neste. Chez onze, l'amélioration marcha peu à peu
« et lentement, comme s'ils avaient été soumis à la
« méthode expectante, et chez trois, l'amélioration
« marcha si vîte, après les toniques, qu'il est logi-
« que de leur en rapporter l'honneur. » Ainsi, de
l'aveu de M. Andral, il n'y en a que trois sur quarante, dont il faut rapporter logiquement l'honneur de
la guérison aux toniques et aux excitants (pag. 654).
Passons à un médecin non moins recommandable
auquel comme au précédent, le Chef de l'Etat a
confié le soin de sa santé, à M. le docteur Louis, dont

un académicien, l'honorable M. Gaultier de Claubry
a dit en parlant de lui et de son ouvrage sur la fièvre
typhoïde, « *l'illustre auteur de cet ouvrage célèbre.* »
Voici ce qu'il nous enseigne, page 447 : « Les cir-
« constances les plus favorables à l'action des toni-
« ques sont donc, comme je l'ai indiqué, un pouls
« calme, puis de moins en moins accéléré, une
« diarrhée légère, l'absence de météorisme...... Ces
« conditions se rencontrent *rarement*, les faits que
« je viens d'analyser *l'indiquent*, et ceux que j'ai re-
« cueillis depuis la première édition de cet ouvrage le
« prouvent ; depuis lors en effet (de 1829 à 1840),
« je n'ai pas rencontré plus de sept sujets pour les-
« quels les toniques fussent manifestement indi-
« qués. » Ainsi, dans l'espace de onze années, un
des quatre plus grands médecins de Paris, dans
son immense pratique, soit à l'hôpital, soit en ville,
où il voit peut-être cent malades par jour, n'a jugé les
toniques forts ou les excitants, utiles que sept fois,
tandis qu'un médecin d'une commune rurale a employé ces mêmes médicaments au moins neuf fois en
deux ans et quelques mois, sans compter les malades
qui ont survécu et auxquels on les a administrés aussi,
et qui, suivant le célèbre médecin de Milan, sont assez
fortement constitués pour résister à la fois à la maladie et au remède (Giannini). M. Louis ajoute
encore, page 497.... « Qu'on n'oublie pas qu'en don-
« nant des médicaments excitants, dont *l'utilité ne*

« *peut être démontrée* pour personne, on exposerait *les*
« *malades à des inconvénients graves.* » On connaît
l'opinion de M. Bouillaud et de M. Broussais sur les
excitants, elle est conforme à celles que je viens
de citer dans le traitement de la maladie qui nous
occupe.

Je répète encore ici, et je pense que tous les médecins qui me liront seront de mon avis, que si ces
praticiens célèbres s'expliquent ainsi sur les toniques,
à plus forte raison ce raisonnement s'applique-t-il
au sulfate de quinine. Mais cessons nos commentaires.
Écoutons encore nos maîtres : « La fièvre adynami-
« que (typhoïde), dit Boisseau (*Traité des fièvres,*
« *pag.* 247), a été rangée parmi les maladies les plus
« meurtrières, en raison du grand nombre des sujets
« qui succombent, lorsqu'on a recours au traitement
« tonique (ceci s'écrivait en 1823). Plus loin, il
« ajoute que c'est à peine si sur cent cas, les toni-
« ques sont utiles une seule fois (pag. 267). » Cette
thérapeutique est bien opposée à celle d'un médecin
d'Aiguillon, qui dans tous les cas fait d'un médicament plus nuisible que les toniques, sa panacée anti-
typhoïde.

Boisseau pense comme Giannini, qu'il y a des malades qui guérissent malgré les toniques, c'est-à-dire
qu'ils résistent à la fois à la maladie et aux remèdes,
et il s'explique sur ce point de manière à ne pas laisser
de doute à notre esprit, puisqu'il parle souvent du

danger des toniques, quoiqu'il ne les proscrive pas absolument. Son opinion sur ce point est conforme à celle de M. Louis qui a écrit 17 ans après lui, et après avoir vérifié ces faits pratiquement pendant 11 ans, dans les hôpitaux de Paris. Enfin, dit toujours M. Boisseau, et je le cite textuellement : « Il est un seul point « sur lequel l'expérience a prononcé pour toujours, « c'est le danger des toniques dans les fièvres ataxi- « ques continues, *typhoïdes* (*pag.* 324). »

J'ai rapporté en tête de cet écrit une opinion de Giannini, médecin du grand hôpital de Milan, sur les stimulants ou les excitants ; en voici plusieurs autres : « Le cours d'une fièvre nerveuse (typhoïde) ne peut- « être coupé.... stimuler dans une fièvre nerveuse, « c'est l'accroître (pag. 362).... Des observations « réitérées m'ont fait voir la vérité de cette maxime, « savoir : que plus les symptômes d'une fièvre ner- « veuse sont graves, moins ils supportent l'usage des « stimulants. » Par conséquent, le médecin qui em- ploie le sulfate de quinine ne ferait, suivant Giannini, qu'accroître la maladie, au lieu d'essayer de la guérir, puisqu'il arrive toujours, suivant cet auteur, que d'inflammatoire qu'elle est au début, on la rend ma- nifestement nerveuse par les excitants. Le synochus (autre nom donné à la fièvre typhoïde d'aujourd'hui) est dans ce cas. Ces opinions du grand médecin de Milan sont connues en France depuis plus de 40 ans ; si on les connaissait, ainsi que celles de Boisseau, de Bouillaud, de Littré, d'Andral, de Louis, etc. et de toute l'Ecole de Paris, on voudra bien nous faire savoir les raisons qui font qu'à Aiguillon, on les dédaigne. En attendant, nous prédisons à ceux qui emploient du sulfate de quinine pour guérir la fièvre typhoïde, que si jamais ils présentent leur méthode à l'Académie, elle y moissonnera plus de cyprès que de lauriers.

Une partie des objections que nous opposons au sulfate de quinine peut s'appliquer aux vésicatoires, qui paraissent être les adjuvants du traitement de la fièvre typhoïde à Aiguillon. Les autorités qui bannissent l'un proscrivent les autres par des raisons analogues ; de ce nombre sont MM. Chomel, Boisseau, Andral, Gaultier de Claubry et M. Louis. Voici ce que dit ce dernier : « Les vésicatoires doivent être « bannis du traitement de la fièvre typhoïde. Les pra- « ticiens ne leur reconnaissent plus guère que des « inconvénients assez souvent graves. » Nous pourrions multiplier des citations analogues, un aussi grand nombre de fois que nous l'avons fait à propos des excitants proprement dits. Qu'il nous suffise d'ajouter le nom de M. Gendron aux précédents, qui lui aussi ne leur a reconnu que de graves inconvénients. Et cependant, tout récemment, on a appliqué quatre vésicatoires à une jeune demoiselle , atteinte d'une fièvre typhoïde à laquelle on ne ménagea pas le sulfate de quinine ; on lui en donna jusqu'aux derniers jours de son existence... Est-ce que les vésicatoires ne sont pas eux-mêmes des excitants ? Est-ce que cette demoiselle ne présenta pas les phénomènes de la fièvre nerveuse ? Et n'est-ce pas pour cette forme de la maladie que Giannini et d'autres ont écrit : *stimuler dans cette maladie , c'est l'accroître...*

Ainsi , sulfate de quinine plusieurs fois répété, et quatre vésicatoires, chez une jeune fille saignée quelques mois auparavant, quoiqu'elle fût chlorotique !!.. Je le demande à tous les médecins instruits de tous les pays et de toutes les écoles ? Y en a-t-il un seul qui osât prendre la plume pour défendre un tel traitement, je l'en défie.

———

Un médecin attaché à la Préfecture d'Agen nous a raconté que, dans un village de l'arrondissement du chef-lieu, cinq personnes avaient succombé à la fièvre typhoïde ; il nous a dit encore que l'officier de santé qui les soignait est dans l'habitude , lui aussi , d'employer le sulfate de quinine dans cette maladie. Nous croyons savoir que, dans d'autres localités du département, on emploie le même traitement.

Nous faisons des vœux bien ardents pour voir cesser au plutôt une pratique jugée incendiaire, nuisible et dangereuse par les plus grands pyrétologistes ; et nous émettons le désir que M. Jules Ducos, administrateur éclairé de notre département, fasse prendre des renseignements partout où s'étend son autorité , sur les traitements divers employés contre la fièvre typhoïde et spécialement sur le traitement de cette maladie par les excitants , les toniques , et par le sulfate de quinine. Cela pourrait se faire , ce nous semble, en priant MM. les Maires de demander aux médecins de leur localité des avis scientifiques utiles à la fois à l'humanité et à la pratique de l'art : on y joindrait des détails sur la durée de la maladie, et on noterait exactement la statistique de sa fréquence , de sa mortalité et de ses guérisons, suivant le genre de médicaments employés. Les résultats tout-à-fait confidentiels de ces utiles recherches, seraient transmis à une commission médicale nommée par M. le Préfet. Cette Commission, après un examen analytique, ferait un rapport qui serait transmis à M. le Ministre de l'Intérieur ; ce magistrat consulterait l'Académie de Médecine sur *l'opportunité ou l'inopportunité des médicaments excitants ou des toniques forts , et spécialement du sulfate de quinine, dans le traitement général de la fièvre typhoïde.* L'opinion de l'Académie serait, je n'en doute pas, défavorable à ce genre de traitement. Ses conclusions seraient portées, par les soins de l'Administration, à la connaissance des médecins et des officiers de santé de toutes les villes et de tous les villages de France ; et ce fatal traitement, mis ainsi à l'index, serait le moyen le plus efficace d'empêcher qu'on y ait désormais recours, ou du moins rendrait excessivement sobre sur son emploi. Si M. le Préfet de Lot-et-Garonne prenait l'initiative de cette mesure philanthropique, il augmenterait encore ses titres à la reconnaissance publique, et il verrait son nom mis à côté de ceux qui ont bien mérité de l'humanité et de leur pays.

Je crois que l'épithète de fébrifuge, donnée au sulfate de quinine et au quinquina, a été pour beaucoup dans les fautes que l'on a commises, en les appliquant à la cure des fièvres continues, si on a eu intention de les *couper*, suivant une expression vulgaire, ce qui est aussi impossible que d'arrêter le cours de la variole. Non, tel n'est pas le rôle du véritable médecin, dans le traitement de la fièvre typhoïde ; il doit conjurer par une médication rationnelle, en les amoindrissant, les désordres qui assiégent tel ou tel système d'organes ; employer, suivant les cas, des saignées, des laxatifs, des antiphlogistiques, les délayants, ou d'autres médicaments appropriés ; et surtout ne pas négliger de couper les cheveux et d'appliquer, dès le début, des réfrigérants sur la tête, pratique qui, suivant la pittoresque expression de Récamier, est une véritable saignée de calorique. Il faut toujours avoir présent à l'esprit que c'est se tromper que de croire que le quinquina et la quinine sont les médicaments fébrifuges dans ces maladies : ils ne sont qu'un tonique ou un excitant, nuisible dans la plupart des cas, tandis qu'ils sont si utiles dans les fièvres à type périodique ou d'origine marécageuse. C'est pour cela que quelques auteurs veulent avec raison qu'on appelle le quinquina, anti-périodique ou anti-marécageux, dénominations qui, si elles étaient plus généralement connues, auraient empêché des médecins qui se contentent d'étudier les choses sans les approfondir, de tomber dans une grave erreur.

Au moment où nous finissions cet écrit, M. le docteur Labésque, attaché à la Préfecture en qualité de médecin des épidémies, a bien voulu nous transmettre les détails suivants sur les cinq cas de décès dont nous avons parlé plus haut. « Sur 32 malades, « 5 sont morts. La quinine a été donnée sur plus de « la moitié des cas ; et, au nombre des décès, on « compte 4 malades qui en ont pris et un qui n'en a « pris. En définitive, ajoute M. Labesque avec raison, « je ne puis comprendre que le sulfate de quinine soit « le spécifique d'une maladie dans laquelle nous « avons trouvé comme lésion cadavérique des ulcé- « rations, depuis la bouche jusqu'à l'anus. »

Si nous comparons la mortalité de cette épidémie, qui a sévi sur le village de l'arrondissement d'Agen, avec celle qui sévissait presque en même temps à

Paris, nous trouverons des arguments terribles contre le sulfate de quinine. En effet, ce médicament a été donné à plus de la moitié des malades, soit 18 sur 32; et sur 5 morts, 4 avaient pris de la quinine, soit 1 sur 4 ½, tandis qu'à Paris, sur 1253 malades traités dans les hôpitaux pour la fièvre typhoïde depuis le 19 jusqu'au 27 février 1853, il n'en est mort que 131, ce qui fait 10 % environ; c'est-à-dire qu'à Paris, où bien certainement ce traitement n'est pas adopté dans les hôpitaux, la mortalité est moins forte de moitié que dans le village où l'on a employé le même médicament qu'à Aiguillon et à Montluc. (Voir pour la mortalité de l'épidémie de Paris l'*Univers religieux* du jeudi 3 mars 1853).

Nous ne terminerons pas sans ajouter, pour prouver, s'il en était besoin encore, que le sulfate de quinine n'est pas usité à Paris contre la fièvre typhoïde, que dans une thèse soutenue devant la Faculté en 1850, sur le sujet qui nous occupe, par notre honorable ami le docteur Landau, de Port-Sainte-Marie, ancien interne des hôpitaux, il n'est nullement question de ce remède parmi les moyens de traitement.

Les grands travaux d'art que le chemin de fer de Bordeaux à Cette nécessite à Aiguillon et aux environs, vont y amener beaucoup d'ouvriers étrangers, qui ne manqueront pas de payer leur tribut à la fièvre typhoïde, cette maladie étant du nombre de celles que l'acclimatement occasionne toujours dans tous les pays. Quel moment plus opportun pourrions-nous saisir pour publier ce mémoire, fruit de nos observations et de nos recherches ?

P. S. — M. ANDRIEU, pharmacien à Port-Sainte-Marie, nous communique que feu M. V., dont il a exécuté les ordonnances jusqu'à ses derniers instants, traitait aussi la fièvre typhoïde par les préparations de quinquina et surtout par le sulfate de quinine. Cet officier de santé était si convaincu de la bonté de sa thérapeutique, qu'il soigna de la même manière son épouse et sa propre fille atteintes de la fièvre typhoïde ; elles succombèrent toutes les deux. M. Andrieu nous affirme aussi qu'il perdait beaucoup de malades affectés de cette maladie.

Nàm agitur de pelle humanâ.

BAGLIVI. (Clinique de Lisfranc.)

Nous réservons pour un autre lieu la question de la nécessité des consultations dans les maladies graves. Nous
montrerons que sur une foule de faits pratiques, qui se
sont accomplis depuis quelque temps, à Aiguillon et à
Montluc surtout, il n'est pas moins de notre devoir de
prendre la plume, que sur le traitement de la fièvre typhoïde. Nous porterons notre investigation sur la manière
de traiter les fractures, les accouchements, les plaies, les
hernies, les hémorragies, l'apoplexie, et sur les maladies
qui réclament l'auscultation comme moyen de diagnostic.

C'est avec un douloureux étonnement, que nous avons
entendu raconter que des personnes jeunes, atteintes de
charbon malin, de fièvre pernicieuse, on va même jusqu'à
parler de tétanos, sont mortes sans qu'on ait provoqué de
consultation. Le public, mais je n'ose le croire, va jusqu'à
dire que certains médecins s'opposent à ce que l'on cherche
à s'éclairer, en appelant des consultants. De semblables
choses dépassent la portée de notre esprit, et nous nous

demandons, si c'est bien en France, au 19ᵐᵉ siècle, que l'on voit se pratiquer ainsi la plus noble des professions, où le bien de l'humanité, but constant de nos efforts, est mis en parallèle avec un malheureux sentiment qui accompagne toujours notre ignorance et qui presque toujours aussi, à notre insu, est de moitié dans les fautes que nous commettons.

Certes, il faut bien qu'on le sache ; à Paris et dans les grandes villes, il se fait toujours des consultations dans les cas graves ; que de fois, dans les hôpitaux de Paris, nous avons vu les grands praticiens s'appeler entre eux, quelles que fussent d'ailleurs leurs dissensions antérieures. Nous pourrions en nommer, qui ensemble se disputaient ardemment une chaire, une méthode, ou même un tablier d'hôpital, et qui le jour de la consultation, conféraient en hommes de bonne compagnie et mettaient leurs connaissances en commun pour le bien du malade. Honneur à eux ! car ils nous enseignent par là, que le médecin doit toujours être au dessus de l'homme. Si nous ne pouvons les égaler en talent, imitons-les au moins, quand ils oublient leur rivalité pour s'éclairer des lumières de leurs collègues ; et n'oublions pas cette parole de Jean Sims, citée par M. le Professeur Andral : *qu'un médecin, qui n'observe que les les maladies soumises à son propre traitement, est un médecin dangereux.*

La présomption et l'isolement mènent fatalement le médecin dans l'ignorance et dans les ténèbres. *Melius est sistere gradum, quam progredi per tenebras.* GAUBIUS.

NOTE ANALYTIQUE

SUR QUELQUES PUBLICATIONS DU DOCTEUR CONTÉ.

RECHERCHES *pour servir à l'histoire de la suppuration ;*
thèse soutenue devant la faculté de médecine de Paris,
le 16 août 1842, sous la présidence deM. le Profes-
seur DUMAS *, aujourd'hui Sénateur.*

Cette thèse a été imprimée en entier dans la *Gazette Mé-*
dicale de Paris, août 1842, et dans les *Annales d'Anato-*
mie et de Physiologie pathologiques; rédacteur en chef
Pigné, conservateur du museum Dupuytren , et neveu de
cet illustre chirurgien. = Paris , 1842.

M. le Professeur Bérard, actuellement doyen de la faculté
de médecine de Paris, et président de l'Académie Impériale de médecine, fait mention de quelques opinions du
Dr Conté, dans le dictionnaire de médecine et des sciences
accessoires article Pus, page 433; et dans le même écrit ,
ce savant professeur adopte pour la formation du Pus l'opinion émise, quelques mois auparavant, par le Dr J. Conté, et
formulée en ces termes par ce médecin : « Maintenant si
nous ajoutons les preuves tirées de la chimie aux expérien-
ces de Van-Swieten, de Pringle et de Gaber, et aux observations de Jean Hunter et d'Everard Home, *nous serons*
porté à conclure qu'il est extrémement probable que le
serum est *la partie du sang qui se convertit en pus.* »
Et plus loin il ajoute : « La Pyogénie aux dépens du sang
« étant admise , il me resterait à donner mon opinion sur
« cette transformation, etc., etc. » Voyez thèse du docteur

J. Conté, dans la collection de la faculté de médecine de
Paris, page 16, août 1842. Ce que le Dr Conté donne
comme une opinion probable, le savant professeur Doyen
le donne comme une opinion sûre, puisqu'il dit, page 460,
tom. 26, Paris, décembre 1842 : *C'est donc aux dépens
du serum du sang que la secrétion purulente s'opère.*

Le journal l'*Examinateur Médical* s'exprime ainsi sur
la thèse du Dr Conté, et sur celle de M. Félix Darcet [1].
« MM. Darcet et Conté, par la direction spéciale de leurs
« études, et par l'esprit d'observation dont ils ont déjà
« donné plus d'un témoignage, peuvent, si leur zèle ne se
« dément pas, jouer leur rôle dans ce mouvement scienti-
« fique. Les travaux qu'ils publient aujourd'hui méritent
« une sérieuse attention.... Page 162, janvier 1843. »

RECHERCHES *sur le traitement des Ulcères des jambes,
publié dans les Archives générales de Médecine,
numéro d'octobre 1843.*

Dans ce mémoire qui est le développement de quelques
idées émises dans le précédent, le Dr J. Conté préconise les
appareils qui privent les plaies du contact de l'air, et donne
à l'appui du moyen nouveau qu'il emploie, treize cas de
malades guéris par lui au Bureau Central des hôpitaux de
Paris, sous les yeux des chirurgiens de cet établissement,

---

[1] Notre ami Félix Darcet a laissé un nom dans la chimie. Il fut
nommé membre de la légion d'honneur à l'âge de 20 ans, au retour
d'un voyage scientifique en Egypte, où il étudia la peste avec
M. Pariset, en 1829; il est mort il y a peu de temps en Amérique,
brûlé vivant par l'éther sulfurique enflammé.

MM. Maisonneuve et Denonvilliers. Ce dernier est maintenan tprofesseur à la Faculté de Paris.

Ce mémoire a été inséré aussi dans la *Gazette Médicale* de Paris.

Lettre à *l'Académie de Médecine sur le lactate de quinine, médicament nouveau présenté pour la première fois à une société médicale française*, par le Dr *Jules* Conté. *Paris*, 12 *septembre* 1840.

Voir dans le procès-verbal de la séance de l'Académie du 15 septembre 1840, ce document revêtu de la signature de M. le Secrétaire perpétuel Pariset. S. A. le prince Louis-Lucien-Napoléon Bonaparte présenta aussi, de son côté, ce médicament au Congrès scientifique de Florence, après l'avoir employé contre les fièvres intermittentes. Voir à ce sujet les relations scientifiques devant l'Académie des sciences de l'Institut de France, entre ce prince et le Dr Jules Conté. Compte rendu par MM. Arago et Flourens, secrétaires perpétuels, à la table des tom. 15, 1842, tom. 16, 1843, les noms Bonaparte, Conté, et les articles Quinine et lactate de quinine.

Nous sommes d'autant plus heureux de voir ce savant prince avoir été amené lui aussi, par ses propres découvertes, à émettre les mêmes idées que nous, sur les sels médicamenteux à l'acide lactique, que les dissidences, que MM. Gelis et Conté, rencontrèrent en publiant leur mémoire en février 1840, sur l'emploi du lactate de fer, n'ont pas encore complètement cessé; et nous espérons que le nom illustre de Louis-Lucien Bonaparte, joint à ceux de Berzelius, de Tiedmam, de Gmelin, de Dumas, de Leuret et Lassaigne, de Bernard de Villefranche, de Magendie, etc, nous aideront encore à en diminuer la valeur.

Mémoire *sur l'emploi du lactate de fer*, *par* Gelis, *chef des travaux chimiques du Collége Impérial de France*, *et le* Dr *Jules* Conté, *ancien interne des hôpitaux de Paris*.

Ce mémoire a été imprimé dans la *Gazette Médicale* de Paris, dont le Rédacteur en chef, M. le Dr Jules Guerin, membre de l'Académie Impériale de Médecine, a si fortement contribué au progrès de la chirurgie française, par ses découvertes et ses travaux innombrables sur la méthode sous-cutanée. Nous le prions de recevoir l'hommage public de notre reconnaissance pour les bons soins qu'il nous a donnés et les conseils qu'il a bien voulu nous donner aussi.

Sur le rapport d'une commission composée de M. le professeur Fouquier, premier médecin du Roi Louis-Philippe, de M. le président Bally, et de M. le professeur Bouillaud, rapporteur, l'Académie de Médecine vota l'impression de ce mémoire dans son bulletin, en sa séance du 4 février 1840.

Les faits contenus dans cet écrit ont été relatés dans tous les Traités de thérapeutique, de matière médicale, et des maladies des femmes, publiés en France ou à l'étranger depuis dix ans, tels que ceux de Bouchardat, de Lisfranc, de Trousseau et Pidoux, de Fabre, etc., etc...

Le Dr Conté a publié aussi des articles de Bibliographie médicale dans quelques journaux de Paris.